BEI GRIN MACHT SICH IHR WISSEN BEZAHLT

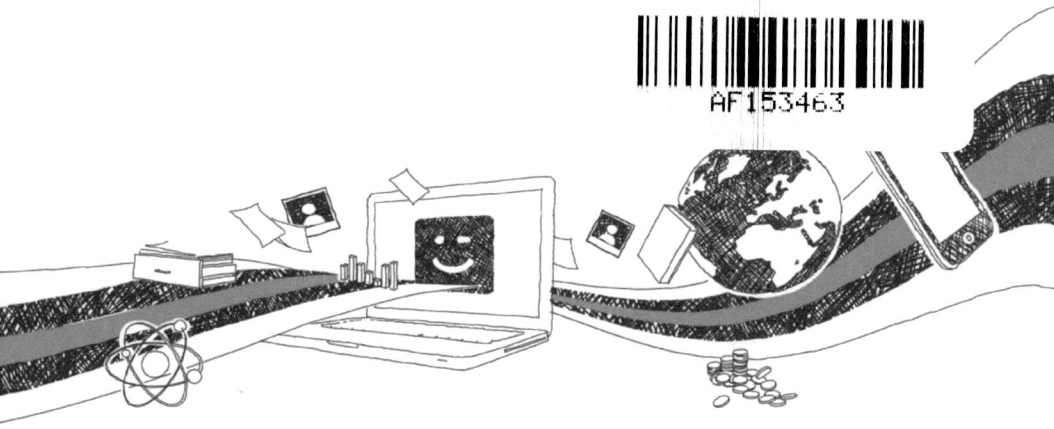

AF153463

- Wir veröffentlichen Ihre Hausarbeit,
  Bachelor- und Masterarbeit

- Ihr eigenes eBook und Buch -
  weltweit in allen wichtigen Shops

- Verdienen Sie an jedem Verkauf

Jetzt bei www.GRIN.com hochladen
und kostenlos publizieren

Auswirkungen eines eingeschränkten Sportangebots auf die Gesundheit von Kindern und Jugendlichen

Nele Lisann Schubert

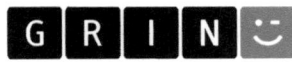

Bibliografische Information der Deutschen Nationalbibliothek:

Die Deutsche Nationalbibliothek verzeichnet diese Publikation in der Deutschen Nationalbibliografie; detaillierte bibliografische Daten sind im Internet über http://dnb.d-nb.de abrufbar.

ISBN: 9783346777300
Dieses Buch ist auch als E-Book erhältlich.

© GRIN Publishing GmbH
Nymphenburger Straße 86
80636 München

Druck und Bindung: Books on Demand GmbH, Norderstedt Germany
Gedruckt auf säurefreiem Papier aus verantwortungsvollen Quellen

Das Buch bei GRIN: https://www.grin.com/document/1301002

Leibniz Universität Hannover

Institut für Sportwissenschaft

Wintersemester 2020/21

Seminar: Außerschulische Sportpädagogik

Auswirkungen der Corona-Pandemie bedingten Einschränkungen des Sportangebots auf die Gesundheit von Kindern und Jugendlichen

von

Nele Lisann Schubert

Abgabe: 04.04.2021

Inhaltsverzeichnis

1

1 Einleitung

Seit am 27. Januar 2020 der erste Corona Patient identifiziert wurde, hat das Virus Deutschland fest im Griff. Das Coronavirus, SARS-CoV-2 (COVID-19) ist eine durch Tröpfchen übertragene potentiell tödliche Infektionserkrankung mit hoher Ansteckungsgefahr (Ying-Ying Wong, 2020). Welche Auswirkungen das Coronavirus) auf das alltägliche Leben der Bevölkerung hat, war zu dem Zeitpunkt unvorstellbar (Robert Koch-Institut, 2021). Die gegenwärtige Coronavirus-Pandemie stellt für viele Menschen die wohl größte Herausforderung nach Ende des zweiten Weltkrieges dar. Schon seit dem Mittelalter wird die Menschheit immer wiederkehrend durch Infektionskrankheiten geplagt, die erhebliche Einschnitte in Gesellschaft und Politik mit sich bringen und Seuchenbekämpfung in den Fokus rückt.

Die aktuelle weltweite Krise fordert nicht nur zahlreiche Menschenleben, sondern geht auch mit einer Wirtschaftskrise, umfassenden Einschnitten in das Leben und den Wohlstand der Menschen, sowie in einigen Teilen der Welt mit einem Leben unter den notwendigen Lebensgrundlagen einher. Die Empfehlung der WHO umfasst soziale Distanzierung und versetzt zahlreiche Länder in einen „Lockdown" (Drewes et. al, 2020, S. 346)

Aus den vielfältigen Einschränkungen des alltäglichen Lebens resultieren ökonomische und soziale Auswirkungen, die bisher nur schwer abgeschätzt werden können. Besonders die gesamte Bandbreite des organisierten Sports und der Fitnessbranche, sowie Tourismus und Gastronomie sind besonders hart betroffen (Drewes, 2020, S. 346).

Auch die Teilnahme an öffentlichen Sport- und Bewegungsmöglichkeiten, welche normalerweise als gesundheitsfördernd gilt, wurde stark eingeschränkt. Studien der Weltgesundheitsorganisation belegen, dass Sport und Bewegung einen erheblichen Beitrag zu physischer und psychischer Gesundheit des Menschen beitragen und zu einem starken Immunsystem beitragen, welches die beste Prophylaxe gegen Krankheiten und Infektionen bietet. Der DOSB (Deutscher Olympischer Sportbund) appelliert mit einem Schreiben an die Regierung Sport als Teil der Lösung der Pandemiebekämpfung anzusehen und nicht als Problem (DOSB, 2020).

Die aktuelle Situation bringt eine Vielzahl an Herausforderungen für Kinder und Jugendliche sowie für Eltern mit sich, die sich in einer weltumfassenden Pandemie nicht als Einzelfälle behandeln lassen, denn die notwenigen Einschränkungen, Lockdowns, Kontaktverbote und Einschränkungen im Betrieb von Kindergärten und Schulen betreffen deutschlandweit alle (vgl. Anhang Abbildung 4) (Langmeyer, Gugelhör-Rudan, Naab, Urlen & Winkelhofer, 2020, S. 4). Während der ersten Reaktion auf die Coronavirus-Pandemie blieb die

Ausnahmesituation für Familien eher von untergeordneter Bedeutung, obwohl besonders Kinder und Jugendliche allgemein als gesundheitlich und sozial vulnerable Gruppe gelten (Zentrum für Prävention und Interventionen im Kindes- und Jugendalter, 2020). Die Gesundheit von Kindern und Jugendlichen stellt eine wichtige gesellschaftliche Ressource dar, die der Beeinflussung der unterschiedlichen Determinanten der Gesundheit unterliegt. Im weiteren Verlauf der Arbeit soll aufgezeigt werden, welche physischen sowie auch psychischen Folgen und Risiken die Einschränkungen in den Sport- und Bewegungsalltag von Kindern und Jugendlichen mit sich bringt.

2 Theoretischer Hintergrund

Um einen optimalen Einstieg in das Thema gewährleisten zu können, werden vorab die präsenten Maßnahmen zur Eindämmung des Coronavirus, sowie der Begriff der Gesundheit, die Determinanten von Gesundheit und psychische Gesundheit erläutert.

2.1 Corona Maßnahmen in Deutschland

Seitdem das Coronavirus am 27. Januar 2021offiziell in Deutschland angekommen ist, tagt der Krisenstab des Bundesgesundheitsministerium und das Bundesinnenministerium regelmäßig, um die aktuellen Maßnahmen an die vorherrschenden Infektionszahlen anzupassen (Bundesgesundheitsministerium, 2020). Die ersten Beschränkungen wurden Mitte März bekannt gegeben und beinhalteten zum damaligen Zeitpunkt Beschlüsse über eine landesweite Schulschließung, sowie die Schließung zahlreicher Einrichtungen, Begegnungsstätten. Darunter fallen beispielsweise der Gastronomiebetrieb, Kulturstätten, Großveranstaltungen, Anbieter von Freizeitaktivitäten, Fitnessstudios, Schwimmbäder, öffentliche und private Spiel- & Bolzplätze, jeglicher Sportbetrieb auf und in allen privaten und öffentlichen Sportanlagen, sowie alle Zusammenkünfte in Vereinen, Sportvereinen und sonstige Sport- & Freizeiteinrichtungen (Landeshauptstadt Düsseldorf, 2020). Am 22. März 2020 erweiterten Bund und Länder die am 12. März 2020 beschlossenen Leitlinien zur Beschränkung sozialer Kontakte, um einen unkontrollierbaren Anstieg der Fallzahlen zu verhindern und das Gesundheitssystem leistungsfähig zu halten. Diese Leitlinien (Bundesregierung, 2020) umfassen unter anderem:

1. Die Bürgerinnen und Bürger werden angehalten, die Kontakte zu anderen Menschen außerhalb der Angehörigen des eigenen Hausstands, auf ein absolut nötiges Minimum zu reduzieren.

2. In der Öffentlichkeit ist, wo immer möglich, zu anderen als unter 1. genannten Personen einen Mindestabstand von mindestens 1,5m einzuhalten.

3. Der Aufenthalt im öffentlichen Raum ist nur alleine, mit einer weiteren nicht im Hausstand lebenden Person oder im Kreis der Angehörigen des eigenen Hausstands gestattet.

4. Der Weg zur Arbeit, zur Notbetreuung, Einkaufen, Arztbesuche, Teilnahme an Sitzungen, erforderliche Prüfungen, Hilfe für andere oder individueller Sport und Bewegung an der frischen Luft, sowie andere notwendige Tätigkeiten bleiben selbstverständlich weiter möglich.

Bund und Ländern haben bei der Umsetzung der Einschränkungen, sowie bei der Beurteilung der Wirksamkeit der Maßnahmen eng zusammengearbeitet. Aufgrund von regionalen Unterschieden der epidemiologischen Lage in Landkreisen und Ländern, waren Abweichungen und weitergehende Regelungen möglich. Das Gesetz zum Schutz der Bevölkerung bei einer epidemischen Lage von nationaler Tragweite trat am 27. März in Kraft (Bundesgesundheitsministerium, 2020). Zu Abschluss der Besprechung der Bundeskanzlerin mit den Regierungschef:innen der Länder heiß es, dass Bund und Länder sich über die Härte der beschlossenen Maßnahmen im klaren seien, diese aber notwendig seien, um die Gesundheit der Bevölkerung zu schützen (Bundesregierung, 2020).

Ende April verzeichnete sich ein Rückgang der Infektionszahlen, wodurch die Bundesregierung für den 6. Mai 2020 weitere Lockerungen für Geschäfte, Breiten- und Freizeitsport, sowie die Aufnahme des Spielbetriebs der ersten und zweiten Bundesliga unter Einbehalt entsprechender Hygienekonzepte genehmigte.

Ende Oktober 2020 zeichnete sich trotz bereits erneut verschärften Maßnahmen ein Anstieg der Infektionszahlen ab mit exponentieller Dynamik. Ab dem 2. November wurde für Deutschland bis Ende November ein „Lockdown light" verhängt. Abstandhalten, Kontakte verringern und das Einhalten der Hygiene Maßnahmen rückte wieder stärker in den Fokus. Zusätzliche Maßnahmen sind die Schließung aller Institutionen und Einrichtungen, die der Freizeitgestaltung zugeordnet sind. Darunter fielen wieder alle bereits im ersten Lockdown geschlossenen Einrichtungen. Ausnahme sind Profisportveranstaltungen, die weiterhin ohne Publikum stattfinden dürfen.

Ende November konnte die exponentielle Wachstumsgeschwindigkeit verlangsamt und die Infektionszahlen auf einem hohen Niveau stabilisiert werden. Durch zusätzliche Kontakte in der Vorweihnachtszeit befindet sich Deutschland dennoch in einem Bereich des exponentiellen Wachstums mit einer zunehmenden Belastung für das Gesundheitssystem und nicht hinnehmbaren täglichen Todeszahlen (Bundesregierung, 2020). Beschlossen wurde daraufhin ein weiterer harter Lockdown, ähnlich wie im März 2020, der bis heute anhält. Der aktuelle Beschluss von Bund und Ländern vom 3. März 2021 verfolgt eine inzidenzorientierte konkrete Schrittweise Öffnung (Bundesregierung, 2021).

2.2 Gesundheit

Die ersten Gesundheitsdefinitionen verstehen Gesundheit als die Abwesenheit von Krankheit. Dies wird als negative Definition empfunden. Die erste positive und wohl bekannteste Definition von Gesundheit ist die der WHO (Lippke & Renneberg, 2006, S. 7). Die Weltgesundheitsorganisation definiert Gesundheit im Jahr 1946 als einen Zustand des vollständigen körperlichen, geistigen und sozialen Wohlbefindens, der sich nicht nur durch die Abwesenheit von Krankheit und Gebrechen auszeichnet (Hornberg, 2016, S. 63). Gesundheit wird demnach meist mit Wohlbefinden und dem Freisein von körperlichen Beschwerden assoziiert. Sie definiert sich nicht nur über einen positiven körperlichen Zustand, sondern ist auch abhängig von kognitiven, psychisch bzw. seelischen und sozialen Komponenten (Fröböse et. al., 2002, S. 331). Prof. Dr. med. Herbert Löllgen nennt in Verbindung mit dem Ziel Gesundheit, noch weitere Einflussfaktoren wie Genetik, Umweltbelastung, soziales Umfeld, Bildung, Zugang zu Leistungen des Gesundheitssystems und den individuellen Lebensstil (Ernährung, körperliche Aktivität) (Löllgen, 2015, S. 139).

Dennoch hat die ganzheitliche Formulierung der WHO einige Kritiker. Nach Ostermann bezieht sich die Definition nur auf einen statischen Zustand, der somit jeden dynamischen Prozess ausschließt, der sich unter entwicklungspsychologischen Perspektiven ergibt. Problematisch wird auch die subjektive Betrachtungsweise des Gesundheitszustandes angesehen, da trotz eines subjektiven Wohlbefindens eine objektive gesundheitliche Gefährdung vorliegen könnte (Ostermann, 2010, S. 84). Gesundheit ist ein relativer Zustand und wird vom Menschen subjektiv, als nicht immer erreichbar empfunden. Zum Beispiel, wenn die Person sich wohlfühlt und dennoch Beeinträchtigungen wahrnimmt. Dies bedeutet aber nicht, dass der Mensch nicht gesund werden kann oder ist (Lippke, Renneberg, 2006, S. 8). Die heute Gesundheitsvorstellung basiert jedoch auf dem Bio-psycho-sozialen Gesundheitsmodell von Antonovsky (1979). Das Modell geht von einer Art Gesundheit-Krankheit-Kontinuum aus, wobei sich eine Person immer zwischen den beiden Polen Gesundheit und Krankheit befindet.

2.2.1 Determinanten von Gesundheit

Die heutige Gesundheitsvorstellung basiert jedoch auf dem in 2.2 genannten Bio-psycho-sozialen Gesundheitsmodell vom Gesundheitswissenschaftler Aaron Antonovsky (1979).

Antonovskys Gesundheitsmodell ist auch als Modell der Salutogenese bekannt und stellt damit die gesundheitsorientierte Alternative zum Modell der Pathogenese dar. Ziel ist es Gesundheitsförderung und Gesundheitsgewinn durch Verbesserungen der Determinanten (Bedingungen) für die Gesundheit (Bundeszentrale für gesundheitliche Aufklärung, 2020). Dahlgren und Whitehead fassen die Determinanten zu einem Kern und vier Ebenen zusammen.

Zu den Determinanten der Gesundheit zählen:
Kern: Alter, Geschlecht und Erbanlagen
1. Ebene: Faktoren, der individuellen Lebensweise (primär gesundheitsschädigende Verhaltensweisen z. B. Sport- & Bewegungsverhalten, Ernährung und Tabak- & Alkoholkonsum)
2. Soziale und Kommunale Netzwerke (soziale Integration z. B durch Familie, Freundeskreis, Sportverein)
3. Lebens- & Arbeitsbedingungen (z. B Belastung am Arbeitsplatz/Schule, Bildungsstatus, Wohnsituation und Gesundheitssystem)
4. Allgemeine Bedingungen der sozioökonomischen, kulturellen und physischen Umwelt (z. B soziale Ungleichheit, unzureichende Bewegungsangebote)

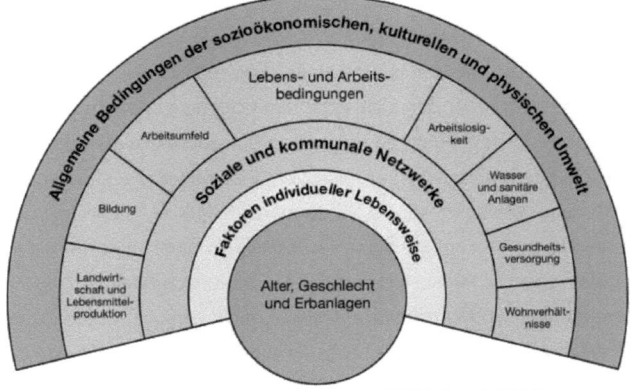

Abbildung 1: Determinanten der Gesundheit (Dahlgren und Whitehead, 1991).

Der Kern des Modells ist die feste Determinante der Gesundheit und ist unbeeinflussbar. Die umgebenden Faktoren hingegen können mit Hinblick auf Prävention und Gesundheitsförderung hingegen so verändert werden, dass sich ein positiver Effekt auf die Gesundheit einstellt (Bundeszentrale für gesundheitliche Aufklärung, 2018).

2.3 Psychische Gesundheit

Die psychische bzw. seelische Gesundheit stellt neben der körperlichen und der sozialen Gesundheit eine der drei Hauptdimensionen der Gesundheit dar (Fuchs & Schlicht, 2012, S. 2). Beeinflusst wird die psychische Gesundheit eines Individuums durch die Bewältigungskompetenz von internen und externen Anforderungen. Es gilt als psychisch gesund, wenn es die Rolle und Aufgaben, für die es vorgesehen ist, wirksam erfüllen kann (Froböse et. al., 2002, S. 331-332). Die WHO definiert psychische Gesundheit als einen Zustand des Wohlbefindens, in dem eine Person ihre Fähigkeiten ausschöpfen, die normalen Lebensbelastungen bewältigen, produktiv arbeiten und einen Beitrag zu ihrer Gemeinschaft leisten kann (WHO, 2019, S. 1).
Jeden Tag werden wir mit verschiedenen Anforderungen unserer Umwelt konfrontiert und versuchen diese zu meistern. Schaffen wir dies aber nicht und wiederholtes Scheitern tritt ein, bleiben unsere grundlegenden Bedürfnisse nach sozialer Nähe, Selbstwertschätzung und Kontrolle unbefriedigt. Resultat ist die Beeinträchtigung des subjektiven Wohlbefindens und ein Ungleichgewicht der Personen-Umwelt-Balance entsteht. Auf Dauer kann dieses Ungleichgewicht in eine seelische Erkrankung umschlagen (Fuchs, Schlicht, 2012. S. 2). Abgeleitet aus der Vorstellung der Humanpsychologie nach Maslow (1970), kann ein Individuum durch Selbstverwirklichung und Selbstentdeckung zu Gesundheit gelangen und diese als persönliche Stärke betrachten (Ostermann, 2010, S. 89). Die psychische Gesundheit wird von der WHO als wertvolle Quelle von Humankapital angesehen, weshalb die Weltgesundheitsorganisation fordert, nicht nur die Bedürfnisse von Menschen mit psychischen Störungen zu berücksichtigen, sondern die psychische Gesundheit aller Menschen individuell zu fördern und zu schützen (WHO, 2019, S. 1).

3. Sport und Bewegung in Zeiten der Corona-Pandemie

Dass körperliche Aktivität in schulischer sowie außerschulischer Praxis zu Förderung der Gesundheit dient ist, unstrittig. Nicht nur zuletzt hat die Corona Pandemie gezeigt, wie ambivalent und differenziert das Verhältnis von Sport, Gesundheit und Krankheit ist und wie wesentlich es ist, durch Sport, Spiel und Bewegung unser Immunsystem zu stärken und nicht nur danach zu fragen, wie Ansteckungen und Krankheit bekämpft werden können (Sygusch, Brandl-Bredeck, Tittlbach, Ptack und Töpfer, 2020). Im Laufe der Pandemie werden auch die Auswirkungen auf die psychische Gesundheit immer mehr an Bedeutung gewinnen, denn zu den alltäglichen Sorgen kommen nun die pandemiebedingten

Einschränkungen der gewöhnlichen Alltagsroutine und vermehrte Einsamkeit hinzu (Claussen, Fröhlich, Spörri, Seifritz, Markser und Scherr, 2020). Die psychosoziale Belastung von Kindern und Jugendlichen ist unter bestimmten Bedingungen sogar noch intensiver. In Abhängigkeit ihrer Lebenslage, stellt die aktuelle Situation hohe Anforderungen an ihre Fähigkeiten, diese Lebensumstände zu bewältigen (Zentrum für Prävention und Interventionen im Kindes- und Jugendalter, 2020).

Deutschland hat zu Beginn der Pandemie im Vergleich zu anderen Ländern weniger harte Einschnitte der Bewegungsmöglichkeiten erleben müssen, was Bewegung im Freien und die Dauer der Schließung der Einrichtung angeht. Dennoch herrschte bei zahlreichen organisierten sportlichen Aktivitäten im Schulsport, sowie im Vereinsbetrieb lange Stillstand. Auch die offene Kinder- und Jugendarbeit, sowie informelle Veranstaltungen für Sport- und Bewegungsangebote konnten durch eingeschränkte Nutzungsmöglichkeiten von öffentlichen Sportplätzen, Sporträumen oder Parkanlagen nur hinreichend durchgeführt werden (Berk, et. al, 2020, S. 100). Sport- und Bewegungsangebote können, wenn sie falsch ausgeführt werden, eher zur Verbreitung der Seuche beitragen als sie zu bekämpfen. Andererseits sind die gesundheitlichen Folgen ohne Sport und Bewegung besonders für Kinder und Jugendliche noch gravierender (Sygusch, Brandl-Bredeck, Tittlbach, Ptack und Töpfer, 2020).

3.1 Schule zu Corona Zeiten

Die erste Schulschließung wurde für den 16.03.2020 vorerst bis zu den Osterferien angesetzt. Weiterhin sollen alle Schüler:innen mit Unterrichtsmaterial versorgt werden. Insbesondere digitale Medien sollten laut Baden-Württembergs Kultusministerin Dr. Susanne Eisenmann nun dazu dienen, ortsunabhängig zu kommunizieren, zu lernen und zu arbeiten. Das Unterrichtsfach Sport, verlor jedoch erst einmal rapide an Bedeutung (Ministerium für Kultus, Jugend und Sport Baden-Württemberg, 2020).
Die ersten schrittweisen Schulöffnungen erfolgten ab dem 4. Mai. Seit dem 22.06.2020 ist auch der Unterricht in dem Fach Sport unter Einhaltung des bundeslandspezifischen „Rahmen-Hygieneplans Corona Schule" wieder möglich (Niedersächsisches Kultusministerium, 2020). Auch der Vereinssport, sowie Freizeitsportangebote konnten in den Sommermonaten unter Auflagen in Betrieb genommen werden.
Wie bereits in Kapitel 2.1 erwähnt, stiegen die Infektionszahlen in den Herbst- und Wintermonaten jedoch wieder rasant an. Im Zuge des darauffolgenden zweiten harten Lockdowns wurde erneut eine Schließung aller Schulen beschlossen und der

Homeschooling Alltag kehrte zurück. Allein die Abschlussklassen durften unter strengen Hygieneauflagen zum Präsenzunterricht erscheinen. Die Möglichkeit der Notbetreuung für Eltern in systemrelevanten Berufen, bleibt aber bis heute bestehen (Ministerium für Kultus, Jugend und Sport Baden-Württemberg, 2020).

Im Online-Unterricht wird sehr viel Wert auf das schulische Lernen gelegt, speziell auf die Kernfächer (Deutsch, Mathe, Englisch), der Sportunterricht rückt hierbei aus dem Fokus. Vorerst ist das auch nachvollziehbar, was dabei aber nicht berücksichtigt wird ist, dass Kinder und Jugendliche keine „Lernmaschinen" sind und die Interaktion mit Gleichaltrigen, insbesondere durch Bewegung und sportliche Aktivität einen erheblichen Beitrag zur gesunden Entwicklung leistet. Der Sportunterricht leistet einen wichtigen Beitrag zur Bildung und Erziehung der jungen Menschen. Der DOSB bietet aktuell zahlreiche kreative Angebote um den Online Unterricht der Schulen zu unterstützen (Kauer-Berk, Burrann, Derecik, Gieß-Stüber, Kuhlmann, Neuber, Richartz, Rulofs, Süßenbach & Sygusch, 2020).

3.2 Bedeutung von Sport und Bewegung im Kindes- und Jugendalter

Die physischen, psychischen und sozialen Entwicklungsprozesse, die Kinder und Jugendliche durchleben sind äußerst komplex. Sportliche Aktivität kann dabei helfen, die Ressourcenentwicklung zu fördern, die bei der Bewältigung der Entwicklungsaufgabe nötig sind (Diel, De Bock und Schneider, 2014, S. 311). Zu den positiv beeinflussten physischen Ressourcen zählen in der Regel alle konditionellen Fähigkeiten wie Ausdauer, Kraft, Schnelligkeit, Koordination und Beweglichkeit. Diese können durch Sport trainiert und verbessert werden und sind auf physiologische Veränderungen zurückzuführen (Diehl, De Bock & Schneider, 2014, S. 313).

Regelmäßige körperliche Aktivität ist einer der wichtigsten Einflussfaktoren auf die Gesundheit und des Wohlbefindens in jeder Altersstufe. Für Kinder und Jugendliche ist sie eine Grundvoraussetzung für ein gesundes Aufwachsen (Lampert, Mensink, Romahn und Woll, 2007, S. 634). Zwischen Sport und Gesundheit herrscht eine dynamische Zweierbeziehung, ein aktiver Lebensstil gilt einerseits als wichtiges Element einer gesunden Lebensführung, ebenso auch als Basis für aktuelle und lebenslange Gesundheit (Sygusch, Brandl-Bredeck, Tittlbach, Ptack und Töpfer, 2020).

Ein aktiver Lebensstil beugt in jedem Alter die Entstehung von Krankheiten wie Herz-Kreislauf-Erkrankungen, Diabetes Mellitus II, Darmkrebs und Osteoporose vor.

Im Kindesalter beobachtet man insbesondere positive Effekte auf die organische und motorische Entwicklung, ebenso wie auf das psychosoziale Wohlbefinden, die Persönlichkeitsentwicklung und das Erlernen sozialer Kompetenz. Es wird vermutet, dass schon in jungen Jahren die entscheidenden Grundlagen für einen aktiven und gesundheitsbewussten Lebensstil gelegt werden und so ein Zusammenhang zwischen der körperlichen Aktivität im Kindes- und Erwachsenenalter besteht (Lampert, Mensink, Romahn und Woll, 2007, S. 634). Im Interview mit „InForm" berichtet Professorin Ulrike Ungerer-Röhrich, dass körperliche Aktivität und Bewegung immensen Einfluss auf die physische, psychische und soziale kindliche Entwicklung haben. Aktuelle Studien zeigen, dass regelmäßige Bewegung vor allem die kognitiven Fähigkeiten und somit auch die Konzentrationsfähigkeit von Kindern erheblich steigert (Bundesministerium für Gesundheit, 2021).

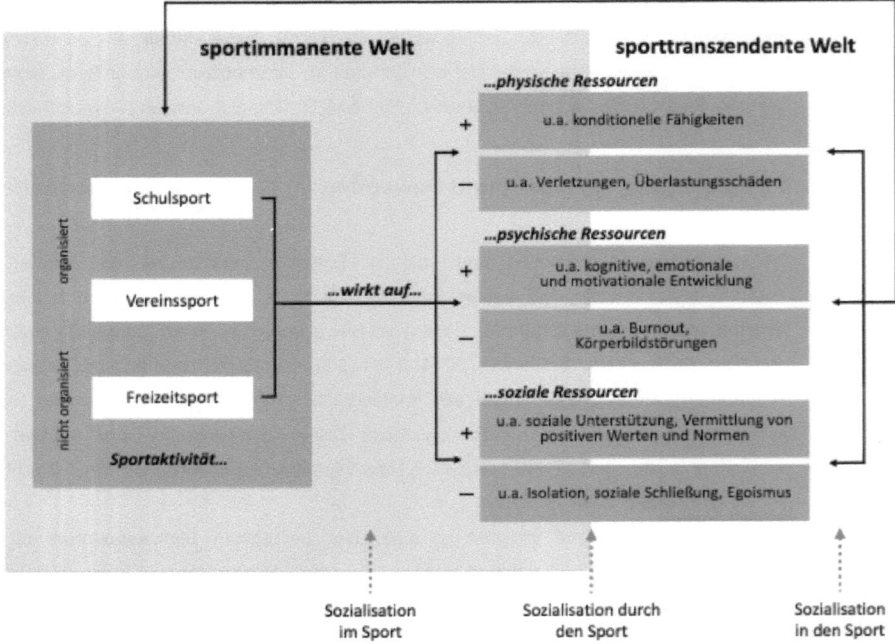

Abbildung 2: Theoretisches Konstrukt der Wirkung des Sports auf Kinder und Jugendliche aus soziologischer und pädagogischer Perspektive (Schneider und Diehl 2014).

3.4 Bewegungsgewohnheiten von Kindern und Jugendlichen

Der Großteil der Bevölkerung bewegt sich zu wenig. Gründe hierfür sind sowohl gesellschaftliche Entwicklung als auch Veränderungen des individuellen Lebensstils. Auch im Alltag von Kindern und Jugendlichen spielt Bewegung eine immer geringer werdende Rolle (Lampert, Mensink, Romahn und Woll, 2007, S. 634). Im Optimalfall sollten diese täglich mindestens 60 Minuten körperlich aktiv sein und zwischen 10.000 – 12.000 Schritte erreichen. Neben Alltagsbewegung und konditionellen Aspekten sollte auch Koordination, Beweglichkeit und Kraft geschult werden (Bundesministerium für Gesundheit, 2021).

Die Health Behaviour in School-aged Children bestätigt eine rapide Abnahme der alltäglichen Bewegung. Auf Grundlage dieser Verläufe sind Interventionen zur Erhöhung der sportlichen Beteiligung und des Aktivitätsniveaus für Public Health von großer Bedeutung (Lampert, 2007, S. 634). Eine Untersuchung des Instituts für Sport und Sportwissenschaft in Karlsruhe zeigte, dass Kinder und Jugendliche den größten Teil ihrer Freizeit zu Hause oder vor dem Fernseher verbringen. Der durchschnittliche Tag eines Kindes besteht täglich aus 9 Stunden sitzenden Tätigkeiten, 9 Stunden liegenden Tätigkeiten und nur 6 Stunden stehend oder in Bewegung (Lampert, 2007). Nur 26% der Kinder und Jugendlichen im Alter von 3 bis 17 Jahren erreichen in einer normalen Woche mehr als die von derWHO empfohlenen 60 Minuten körperlicher Aktivität. Ergebnisse aus der Studie KiGGS Welle 2 bestätigen das vermehrte Auftreten von gesundheitsriskantem Verhalten im Kindes- und Jugendalter. Besonders bei Kindern und Jugendlichen aus Familien mit sozialökonomisch niedrigerem Status sind eine ungesundere Ernährung, ein geringes Maß an sportlicher Aktivität sowie Übergewicht und Adipositas häufiger vorzufinden (Robert Koch-Institut, 2018, S. 45, 50).

3.5 Bewegungsgewohnheiten von Kindern und Jugendlichen in der Corona-Pandemie

Pandemiebedingt ist zwischenzeitlich der gesamte organisierte Sport in Schulen, Vereinen und kommerziellen Sportanbietern komplett zum Erliegen gekommen und hat den Alltag von Kindern und Jugendlichen komplett auf den Kopf gestellt. Zum veränderten Bewegungsverhalten und gesundheitlichen Parametern während der Corona-Pandemie liegen nun erste Ergebnisse für Jugendliche und Erwachsene vor. An entsprechenden Befunden zum Kindesalter mangelt es allerdings derzeit noch. Einiges deutet darauf hin, dass Heranwachsende in Zeiten der Schul- und Vereinsschließungen weniger aktiv waren, mehr sitzende Tätigkeiten ausübten und einen unregelmäßigen Schlafrhythmus aufwiesen. Vergleicht man jedoch die einzelnen Altersgruppen miteinander zeigt sich deutlich, dass 14- bis 29- Jährige ihr Bewegungsverhalten deutlich seltener reduzierten (Burrmann, 2020, S. 100).

Eine Langzeitstudie von Alexander Woll, Leiter des Institutes für Sport und Sportwissenschaften am Karlsruher Institut für Technologie, liefert überraschende Erkenntnisse, dass Kinder und Jugendliche ihre durch die Corona-Pandemie gewonnene Freizeit offenbar nutzen, um körperliche aktiv zu sein und sich sogar mehr bewegen als vor der Covid-19-Pandemie (Fenken, Woll und Holze, 2020). „Die Bewegung der Kinder habe um etwa ein Drittel zu genommen, dahingegen wird aber natürlich eine Abnahme an Sport und Sportangeboten verzeichnet", so Prof. Dr. Ahmet Derecik (2020, S. 101) in einem Interview mit dem Forum Kinder- und Jugendsport. Der Anstieg ist auf den Mangel an alternativen Freizeitaktivitäten (z.B Nachhilfe, Musikunterricht, Kulturprogramm) und das gesteigerte Maß an körperlicher Aktivität in der Familie im Allgemeinen zurückzuführen. Fahrrad fahren, Joggen und Spazieren gehen an der frischen Luft hat erheblich an Bedeutung gewonnen.

Auch die Zahl an Online Angeboten ist enorm gestiegen. Um jedoch wirklich sichere Ergebnisse generieren zu können, braucht die Wissenschaft noch Zeit. Einige Heranwachsende bewegen sich seit der Corona Pandemie sicherlich mehr, insbesondere diejenigen, die auch schon vor der Pandemie eine hohe Affinität zu körperlicher Betätigung hatten. Bei einem nicht unerheblichen Teil hat der Bewegungsmangel jedoch sicherlich zugenommen. Darauf schließen lassen vor allem die neusten Befunde der DAK-Gesundheit, die einen Anstieg der Gaming Zeit an Werktagen von 75% im Vergleich zu Werten vor der Pandemie aufweist (DAK-Gesundheit, 2020).

4. Auswirkungen des eingeschränkten Sportangebots auf Kinder und Jugendliche

Die Ausprägung der in 2.2.1 genannten unterschiedlichen Determinanten der Gesundheit haben einen enormen Einfluss auf das Wohlbefinden und die Gesundheit von Kindern und Jugendlichen. Alter, Geschlecht und Erbanlagen als Kern sind unveränderbar. Die pandemiebedingten Einschränkungen jedoch haben einen massiven Einfluss auf die Determinanten und halten daher erhebliche Risiken für die Gesundheit und das Wohlbefinden junger Menschen bereit.

Sport- und Bewegungsverhalten gehört zur Determinante „Faktoren der individuellen Lebensweise". Wie bereits in 3.2 erwähnt kann sich sportliche Aktivität auf verschiedene Weisen positiv auf Kinder und Jugendliche auswirken. Ist diese sportliche Aktivität nicht mehr gesichert, wie im aktuellen Fall durch eine Schließung aller Sport und Bewegungsangebote, kann das Ausbleiben der Aktivität negative physiologische Auswirkungen auf die Kinder und Jugendliche haben. Es ist empirisch belegt, dass mit zu geringer physischer Aktivität ein erhöhtes Risiko für chronische Erkrankungen einher geht. Bewegungsmangel steht beispielsweise mit Übergewicht, Diabetes Mellitus 2 und einem zu hohen Körperfettanteil in Zusammenhang (Diehl, De Bock & Schneider, 2014, S. 314).

Das Ausbleiben der sportlichen Aktivität kann neben dem Einfluss auf physische Ressourcen auch Einfluss auf die psychischen Ressourcen nehmen, welche kognitive, emotionale und motivationale Komponenten umfassen (Gogoll, 2004). Eine kognitive Ressource ist beispielsweise Konzentration. Der Effekt von Sport auf die emotionale Ressource umfasst die Stärkung der Fähigkeit mit freudigen und weniger freudigen Ereignissen umzugehen, denn Freude und Erfolg liegen oft sehr dicht an Ärger, Frustration und Angst. Bei den Auswirkungen sportlicher Aktivität auf die motivationale Ressource, handelt es sich meist um eine Erhöhung der inneren Motivation und Volition, die eine wichtige Voraussetzung bilden, um langfristig sportlich aktiv zu sein. Laut Gogoll helfen Sport und Bewegung insbesondere Jugendlichen dabei ein positives Selbstwertgefühl, ein Gefühl der Selbstwirksamkeit und eine größere Zufriedenheit mit dem eigenen Körper aufzubauen und unterstützen somit das Erfüllen des Bedürfnisses nach eigener Wirksamkeit, Kompetenz, Autonomie und sozialer Zugehörigkeit (Fischer, Heinzel, Lipowsky & Züchner, 2020, S. 4.)

Im Rahmen der Schuleingangsuntersuchung von September – Oktober 2020, lag ein Fragebogen zum Wohlbefinden der Kinder während der Corona-Pandemie aus, der von den Eltern freiwillig ausgefüllt werden konnte. Die Ergebnisse zeigten, dass 80 Prozent der Kinder darunter litten, ihre Freunde nicht sehen zu können; 77,9 Prozent, dass sie nicht auf den Spielplatz gehen können; 74,5 Prozent, dass sie die Schule oder den Kindergarten nicht besuchen können und 68,4 Prozent, dass sie ihren Hobbies nicht mehr nach gehen können. All diese Aktivitäten stehen mit Bewegung und Sport sowie sozialer Interaktion in Zusammenhang (Region Hannover, 2020, S. 7).

Der Verluste dieser Tätigkeiten weisen auf eine vermehrte Belastung der Kinder hin. Bei 27 Prozent der Kinder stellten die Eltern eine vermehrte Traurigkeit fest, 25 Prozent zeigten mehr Ängste und Sorgen; 21,3 Prozent hatten häufiger Wutanfälle; 14,7 Prozent waren eher ruhiger und zurückgezogener; 12,4 Prozent hatten Einschlaf- und Durchschlafprobleme; 6,5 Prozent klagten vermehrt über Symptome wie Kopf- oder Bauchschmerzen und 6,1 Prozent zeigen neu auftretende oder wiederkehrende Auffälligkeiten, wie Sprachstörungen oder Einnässen (Region Hannover, 2020, S. 8).

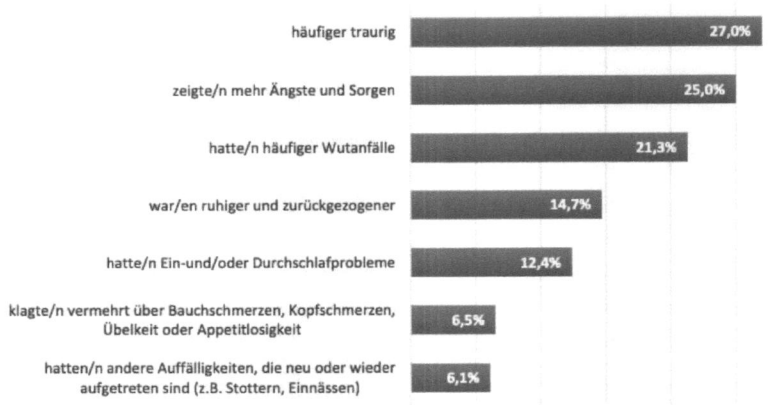

Während des Lockdowns war/en unser/e Kind/er

häufiger traurig	27,0%
zeigte/n mehr Ängste und Sorgen	25,0%
hatte/n häufiger Wutanfälle	21,3%
war/en ruhiger und zurückgezogener	14,7%
hatte/n Ein-und/oder Durchschlafprobleme	12,4%
klagte/n vermehrt über Bauchschmerzen, Kopfschmerzen, Übelkeit oder Appetitlosigkeit	6,5%
hatten/n andere Auffälligkeiten, die neu oder wieder aufgetreten sind (z.B. Stottern, Einnässen)	6,1%

Abbildung 3: Ergebnisse der Fragebögen zum Alltag und Wohlbefinden der Kinder durch die Corona Pandemie (Region Hannover, 2020).

Eine entscheidende Rolle spielen hierbei vor allem auch die sozialen und ökonomischen Bedingungen der Heranwachsenden, welche der Determinante „Lebens- und Arbeitsbedingungen" zugeordnet werden können. Die aktuellen Empfehlungen der WHO empfehlen soziale Distanzierung, weshalb das Umfeld der jungen Menschen erheblich eingegrenzt wird und das Leben im familiären Kreis stattfindet. Der primäre Aufenthalt in der Familie kann auch bedeuten, dass Kinder und Jugendliche der Gefährdung von Gewalt im familiären Kontext ausgesetzt sind und sich diesem aufgrund der alltäglichen Beschränkungen nicht entziehen können.

Wie bereits in 3.4 erwähnt weisen, insbesondere Kinder aus sozial und finanziell schwächeren Familien schon vor der COVID-19 Pandemie vermehrt ungesunde Verhaltensweisen auf. Dieses Verhalten wird vorrangig durch die Herkunftsfamilie und ihr soziales Umfeld geprägt (Robert Koch-Institut, 2018, S. 46). Im Normalfall können neben der Herkunftsfamilie auch weitere Lebenswelten, wie Schule und Sportverein, Einfluss auf das Gesundheitsverhalten der Kinder und Jugendlichen nehmen, unter den aktuellen Maßnahmen, die das Ausbleiben des Sportunterrichts, Sport-AGs und des Vereinssports umfassen, ist das jedoch nicht gegeben und lediglich das familiäre Umfeld dient als Vorbild. Hierbei wird nun der Einfluss auf die Determinante „Soziale und kommunale Netzwerke" deutlich. Somit fehlt die aktive Einbindung sportdistanzierter Kinder, die in sozial benachteiligen Familien weiterhin keinen Zugang zu Sport und Bewegung vermittelt bekommen können. Ebenso entfallen persönliche Begegnungen unterschiedlicher sozialer und kultureller Herkunft, die das Gefühl des Zusammenhalts und der sozialen Eingliederung stärken. „Für Kinder und Jugendliche sind Gleichaltrige die Luft zum Atmen. Sie brauchen sie, um sich gesund zu entwickeln", so Uwe Brandes Vize-Leiter des Winnicott-Instituts im Interview mit der Neuen Presse (Lüers, 2021, S. 20). Unter den positiven sozialen Ressourcen von sportlicher Aktivität werden vor allem das Handeln im Team, die Erfahrung sozialer Unterstützung und die Vermittlung von sozialen Normen und Werten verstanden. Insbesondere Team- und Vereinssport führt zu Integration und damit zu sozialen Kontakten und persönlichen Beziehungen (Kurz & Tietjens 2000).

Die Schließung öffentlicher Sport- und Spielplätze bedeutet besonders für junge Menschen aus Familien ohne eigene Außenfläche eine erhebliche Einschränkung in ihrer Bewegungsfreiheit. Familien, denen zum Beispiel ein Garten, eine Terrasse oder ein Balkon zu Verfügung steht, haben zumindest zeitweise die Möglichkeit ungestört zu spielen (Langmeyer, Gugelhör-Rudan, Naab, Urlen & Winkelhofer, 2020, S. 25).

Auch die Inanspruchnahme digitaler Sportangebote ist für Heranwachsende aus sozial schwächeren Familien oft ein Problem, da diese das vorhanden sein bestimmter Endgeräte vorraussetzen, die oft nicht einmal für die Schulbildung vorhanden sind. Die Nutzung digitaler Medien verschlechtert die zwischenmenschlichen Beziehungen und Interaktion, welche essenziell für Lernbereitschaft, Motivation und Wohlbefinden sind (Richartz, 2020, S. 105). Aufgrund schwieriger sozialer und ökonomischer Bedingungen wird befürchtet, dass diese vulnerable Gruppe den Zugang zu Sport und Bewegung verliert, was einen Verlust gesundheitsbezogener und sozialer Funktionen mit sich bringt (Gieß-Stüber, 2020, S. 102).

Wie bereits in 3.5 erwähnt verzeichnet die DAK-Studie: „Gaming, Social Media und Corona" einen erheblichen Anstieg der Bildschirmzeit. Die Mehrzahl der Kinder und Jugendlichen nannten Langeweile und Alternativlosigkeit als Gründe, welche auf die Schließung zahlreicher Sport- und Bewegungsangebote zurückzuführen sein könnte (DAK-Gesundheit, 2020, S. 71).

Ein weiteres Problem, welches die Entwicklung langfristig beeinflussen könnte, stellt beispielsweise die Einstellung des Schwimmbetriebs und des Schwimmunterrichts dar. Durch die geschlossenen Schwimmbänder und die Kontaktbeschränkungen gibt es derzeit keine Möglichkeit jungen Heranwachsenden das Schwimmen beizubringen, was dazu führen könnte, dass es später zu Kapazitätsstaus oder gar zum Nichterlernen kommt (Kuhlmann, 2020, S. 103).

In einer Studie der Region Hannover zu sozialen Folgen der Corona Pandemie wurde im Rahmen der Schuleingangsuntersuchungen festgestellt, dass die aktuelle Inaktivität und der erhöhte Medienkonsum negative Auswirkungen auf die motorische und sprachliche, sowie die Gewichtsentwicklung hatte der Kinder hat. Fast jedes dritte Kind wies eine schlechtere Feinmotorik auf. Auch die Zahl an übergewichtigen Kindern ist seit Beginn der Pandemie hochsignifikant von 5,4 Prozent auf 7,8 Prozent gestiegen. Diese Entwicklungen könnten auf eine Zunahme an auffälligem Verhalten hindeuten (Region Hannover, 2020, S.)

Die Determinante „Allgemeine Bedingungen der sozioökonomischen, kulturellen und physischen Umwelt" umfasst generell alle aktuell getroffenen Maßnahmen der Bundesregierung, da die Beschränkungen in allen Teilbereichen des individuellen Umfelds spürbar sind.

5. Fazit und Ausblick

Da derzeit noch kein Ende der COVID-19 Pandemie in Sicht ist, die Lage weiterhin dynamisch bleibt, sich wöchentlich neue Änderungen ergeben und die Zahlen sich erneut in eine problematische Richtung entwickeln, ist weiterhin keine Normalität in Sicht. In diesem Zusammenhang wird es Zeit, auf die ernstzunehmenden Folgen der Pandemie für Kinder und Jugendliche aufmerksam zu machen und effektive, kreative Lösungsansätze zu finden.

Vor allem sollte die Aufrechterhaltung des Schul- und Kindergartenbetriebs im Fokus stehen, denn Studien zeigten, dass dieser als Sozialisationsinstanz gilt und hilft, das Wohlbefinden der jungen Menschen zu stärken. Ein Kontakt mit Gleichaltrigen muss weiterhin, wenn auch beschränkt und unter Hygieneauflagen, möglich sein.

Aufgrund der aktuellen Lage ist eine Öffnung von Sportinstitutionen und die Aufnahme von Vereinsaktivitäten auch in nächster Zeit nicht realistisch, weshalb alternative Lösungsansätze im Bewegungsangebot gefunden und umgesetzt werden müssen. Erste Versuche sind zum Beispiel das Einführen digitaler Sportstunden von SchulSportWelten gemeinsam mit Bewegte Schule – Gesunde Schule Niedersachsen Online, in denen regionale Sportgrößen sogenannte WorkIns für Grundschule, Mittelstufe und Oberstufe anbieten. Ebenfalls wird in zahlreichen Schulen versucht, das Thema Gesundheit in den Online-Unterricht zu etablieren, um aufzuklären und die Entwicklung der Gesundheitskompetenz der Heranwachsenden zu fördern. Auch das familiäre Umfeld sollte hier miteinbezogen werden, damit die Kinder und Jugendliche bestmöglich unterstützt werden können.

Außerdem sollte versucht werden Freiflächen und Spielplätze im öffentlichen Raum weiterhin zugänglich zu machen, damit auch junge Menschen, die im privaten Umfeld keine Bewegungsmöglichkeiten haben, aktiv sein können.

Weiterhin sollte auf soziale Ungleichheit aufmerksam gemacht werden und die Ausweitung verhindert werden. Ziel sollte sein, die Teilhabe für alle unabhängig, des sozioökonomischen Status, möglich zu machen.

Die ungewohnte und neue Situation bedroht die psychische Gesundheit der jungen Menschen durch Ängste, Perspektivlosigkeit und Einsamkeit. Ziel sollte hier sein, Austauschmöglichkeiten und Plattformen für Gespräche anzubieten, um den Heranwachsenden die Gelegenheit zu geben über ihre Gefühle, Gedanken und Sorgen zu sprechen oder sich zu informieren. Hierbei können Eltern, Lehrer, virtuelle Therapiegespräche, kurze Videosequenzen oder informative Literatur helfen.

Um die aktuelle Lage zugänglicher zu gestalten, sollten Kindern und Jugendlichen die Möglichkeit gegeben werden, sich an Lösungsansätzen zu beteiligen. Der Einbezug bei der Gestaltung verbessert die Akzeptanz, das Verständnis für die Notwendigkeit, sowie die Einhaltung der festgelegten Maßnahmen.

Die tatsächlichen und langfristigen Auswirkungen der Pandemie lassen sich zum jetzigen Zeitpunkt noch nicht genau bestimmen, da weiterhin kein Ende der Pandemie und ihrer Einschränkungen in Sicht ist. Zuverlässige Ergebnisse können nur weitere Studien sowie der Verlauf der Zeit liefern.

6. Anhang

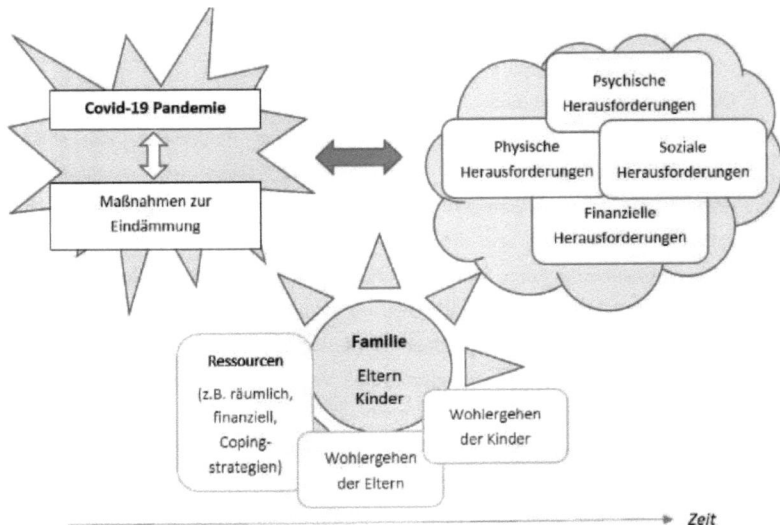

Abbildung 4: Corona und die Auswirkungen auf die Familie (Deutsches Jugendinstitut, 2020).

Literaturverzeichnis

Antonovsky, A. (1979). Health, stress and coping. London: Jossey-Bass.

Bundesministerium für Gesundheit (2020a). IN FORM – Deutschland Initiative für gesunde Ernährung und mehr Bewegung. Zurgiff am: 22.03.2021. Verfügbar unter: https://www.in-form.de/in-form/experten/bewegung-im-kindesalter/

Bundesministerium für Gesundheit (2020b). Coronavirus SARS-CoV-2: Chronik der bisherigen Maßnahmen. Zugriff am 22.03.2021. Verfügbar unter: https://www.bundesgesundheitsministerium.de/coronavirus/chronik-coronavirus.html

Bundesregierung (2020a). *Pressekonferenz von Bundeskanzlerin Merkel, Ministerpräsident Söder und dem Ersten Bürgermeister Tschentscher im Anschluss an das Gespräch mit den Regierungschefinnen und Regierungschefs der Länder.* Zugriff am 19.03.2021. Verfügbar unter: https://www.bundesregierung.de/breg-de/aktuelles/pressekonferenzen/pressekonferenz-von-bundeskanzlerin-merkel-ministerpraesident-soeder-und-dem-ersten-buergermeister-tschentscher-im-anschluss-an-das-gespraech-mit-den-regierungschefinnen-und-regierungschefs-der-laender-1751050

Bundesregierung (2020b). *Telefonkonferenz der Bundeskanzlerin mit den Regierungschefinnen und Regierungschefs der Länder am 13.12.2020.* Zugriff am 19.03.2021. Verfügbar unter: https://www.bundesregierung.de/resource/blob/997532/1827366/69441fb68435a7199b3d3a89bff2c0e6/2020-12-13-beschluss-mpk-data.pdf?download=1

Bundesregierung (2021). *Bund und Länderbeschluss vom 3. März 2021.* Zugriff am 19.03.2021. Verfügbar unter: https://www.bundesregierung.de/breg-de/themen/coronavirus/corona-diese-regeln-und-einschraenkung-gelten-1734724

Bundeszentrale für gesundheitliche Aufklärung (BZgA) (Hrsg.) (2018a). *Determinanten von Gesundheit.* doi: 10.17623/BZGA:224-i008-1.0

Bundeszentrale für gesundheitliche Aufklärung (BZgA) (Hrsg.) (2020). *Salutogenese.* doi: 10.17623/BZGA:224-i104-2.0

Burrmann, U. (2020). Soziale Ungleichheit im Sport diskutieren. *Forschungsthema: Integration im Kindes- und Jugensport.* In: Forum Kind Jugend Sport 2020 (Hrsg.), *Das Virus, der Sport und die Herausforderungen. Fragen an die Wissenschaft, 2020.* doi: 10.1007/s43594-020-00016-3

DAK-Gesundheit (2020). Mediensucht 2020 – Gaming und Social Media in Zeiten von Corona. DAK Längsschnittstudie: Befragung von Kindern, Jugendlichen (12-17 Jahre) und deren Eltern. Zugriff am: 29.03.2021. Verfügbar unter: file:///Users/nelelisann/Downloads/dak-studie-gaming-social-media-und-corona-2296454.pdf

Derecik, A. (2020). Zwei neue Trend. *Forschungsthema: Partizipation im Kinder- und Jugendsport.* In: Forum Kind Jugend Sport 2020 (Hrsg.), *Das Virus, der Sport und die Herausforderungen. Fragen an die Wissenschaft, 2020.* doi: 10.1007/s43594-020-00016-3

Diehl K., De Bock F., Schneider S. (2014) Bedeutung der sportlichen Aktivität für Kinder und Jugendliche aus soziologischer und pädagogischer Perspektive. In: Becker S. (eds) Aktiv und Gesund?. Springer VS, Wiesbaden. https://doi.org/10.1007/978-3-531-19063-1_13

Frenken, S. Woll, A. & Holze, K. (2020). Corona und Bewegungsmangel: „Wir brauchen eine Lobby für Kinder" (M. Schweizer). Zugriff am 26.03.2021. Verfügbar unter: https://www.dak.de/dak/meine-familie/mediensucht-bei-kindern-2295590.html#/

Fischer, N., Heinzel, F., Lipowsky, F. & Züchner, I. (2020). Kinder und Jugendliche in der Corona-Krise: Herausforderungen und mögliche Ansätze für politisches und pädagogisches Handeln. Universität Kassel, 2020.

Froböse, I., Hartmann, C., Minow, H.-J., Senf, G., Strunk, K., Waffenschidt, S. & Wilke, C. (2002). Bewegung und Training. *Grundlagen und Methodik für Physio- und Sporttherapeuten.* Urban &Fischer Verlag München.

Fuchs, R. & Schlicht, W. (2012). Seelische Gesundheit und Sportliche Aktivität. *Sportpsychologie.* Hogrefe Verlag GmbH & Co. KG: Göttingen

Gogoll, A. (2004). Belasteter Geist – gefährdeter Körper. Sport, Stress und Gesundheit im Kindes- und Jugendalter. *Forum Sportwissenschaft, 9,* Schorndorf: Hoffmann.

Gieß-Stüber, P. (2020). Informelles Sporttreiben begünstigen. *Forschungsthema: Interkulturelles Lernen im Kinder- und Jugendsport.* In: Forum Kind Jugend Sport 2020 (Hrsg.), *Das Virus, der Sport und die Herausforderungen. Fragen an die Wissenschaft, 2020.* doi: 10.1007/s43594-020-00016-3

Hornberg, C. (2016). *Gesundheit und Wohlbefinden.* Springer Fachmedien Wiesbaden.

Kauer-Berk, O., Burrann, U., Derecik, A., Gieß-Stüber, P., Kuhlmann, D., Neuber, N., Richartz, A., Rulofs, B., Süßenbach, J. & Sygusch, R. (2020). Der Virus, der Sport und die Hersforderungen – Fragen an die Wissenschaft. *Forum Kind Jugend Sport* 1, 100-109 (2020). https://doi.org/10.1007/s43594-020-00016-3

Kuhlmann, D. (2020). Pädagogischer Optimismus. *Forschungsthema: Qualifikation im Kinder- und Jugendsport.* In: Forum Kind Jugend Sport 2020 (Hrsg.), *Das Virus, der Sport und die Herausforderungen. Fragen an die Wissenschaft, 2020.* doi: 10.1007/s43594-020-00016-3

Kurz, D. und Tietjens, M. (2000). Das Sport- und Vereinsmanagement der Jugendlichen. Sportwissenschaft 30:384-407.

Landeshauptstadt Düsseldorf (2020). Öffentliche Bekanntmachung. Allgemeinverügung der Landeshauptstadt Düsseldorf zum Schutz der Bevölkerung vor dem Virus SARS-CoV-2 nach dem Infektionsschutzgesetz vom 18. März. Zugriff am 30.3.2021. Verfügbar unter: https://www.duesseldorf.de/fileadmin/Amt13/download/corona/Allgemeinverfuegung_weitere_Kontaktreduzierung.pdf

Langmeyer, A., Gugelhör-Rudan, A., Naab, T., Urlen, M. & Winkelhofer, U. (2020). Kind sein in Zeiten von Corona. Ergebnisbericht zur Situation von Kindern während des Lockdowns im Frühjahr 2020. Deutsches Jugendinstitut. Zugriff am 31.3.2020. Verfügbar unter: https://www.dji.de/fileadmin/user_upload/bibs2020/Ergebnisbericht_Kindsein_Corona_2020.pdf

Lampert, T. Mensink, G. B. M., Romahn, N. & Woll, A. (2007). *Körperlich-sportliche Aktivität von Kindern und Jugendlichen in Deutschland.* Bundesgesundheitsbl – Gesundheitsforsch – Gesundheitsschutz 50, 634-642 (2007).

Lippke S. & Renneberg, B. (2006). Konzepte von Gesundheit und Krankheit. In Renneberg, B., Hammelstein, P. (eds). *Gesundheitspsychologie.* Springer-Lehrbuch. Springer, Berlin, Heidelberg.

Lüers, B. (13. März 2021). Wie soll es für unsere Kinder weitergehen? *Neue Presse, 2021* (Nr. 61), S. 20. Abgerufen von https://www.neuepresse.de

Löllgen, H. (2015). Gesundheit, Bewegung und körperliche Aktivität. *Deutsche Zeitschrift für Sportmedizin.*

Ministerium für Kultus, Jugend und Sport Baden-Württemberg (2020). Schließung von Schulen und Kitas ab 16. Dezember. Zugriff am 20.03.2021. Verfügbar unter: https://km-bw.de/,Lde/Startseite/Service/2020+12+13+Bundesweiter+Lockdown+Regelungen+Schulen+und+Kitas

Niedersächsisches Kultusministerium (2020). Schulsport. Zugriff am 19.03.2021. Verfügbar unter: https://www.mk.niedersachsen.de/startseite/schule/schulerinnen_und_schuler_eltern/schulsport/schulsport-6289.html

Ostermann, D. (2010). Was ist Gesundheit? In: Gesundheitschoaching. VS Verlag für Sozialwisschenschaften.

Richartz, A. (2020).Beziehungund Interaktionbleiben zentrale Faktoren. *Forschungsthema: Pädagogik im Kinderleistungssport.* In: Forum Kind Jugend Sport 2020 (Hrsg.), *Das Virus, der Sport und die Herausforderungen. Fragen an die Wissenschaft, 2020.* doi: 10.1007/s43594-020-00016-3

Robert Koch-Institut (2018). Soziale Unterschiede im Gesundheitsverhalten von Kindern und Jugendlichen in Deutschland – Querschnitsergebnisse aus der KiGGS Welle 2. Journal Health Monitoring. doi: 10.17.886/RKI-GBE-2018-067

WHO (2019). Psychische Gesundheit – Faktenblatt. Weltgesundheitsorganisation. Zugriff am 27.03.2021. Verfügbar unter: https://www.euro.who.int/__data/assets/pdf_file/0006/404853/MNH_FactSheet_DE.pdf

Zentrum für Prävention und Interventionen im Kindes- und Jugendalter (2020). Sozial vulnerable Kinder und Jugendliche müssen in das Zentrum der Aufmerksamkeit rücken. Universität Bielefeld. Zugriff am 22.03.2021. Verfügbar unter: https://www.uni-bielefeld.de/erziehungswissenschaft/izgk/downloads/Stellungnahme_ZPI.pdf

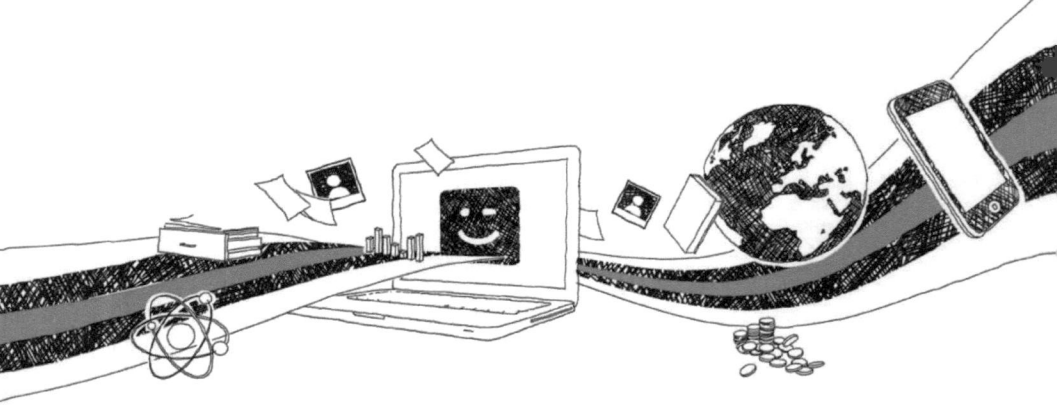
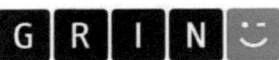